BEI GRIN MACHT SICH IHR WISSEN BEZAHLT

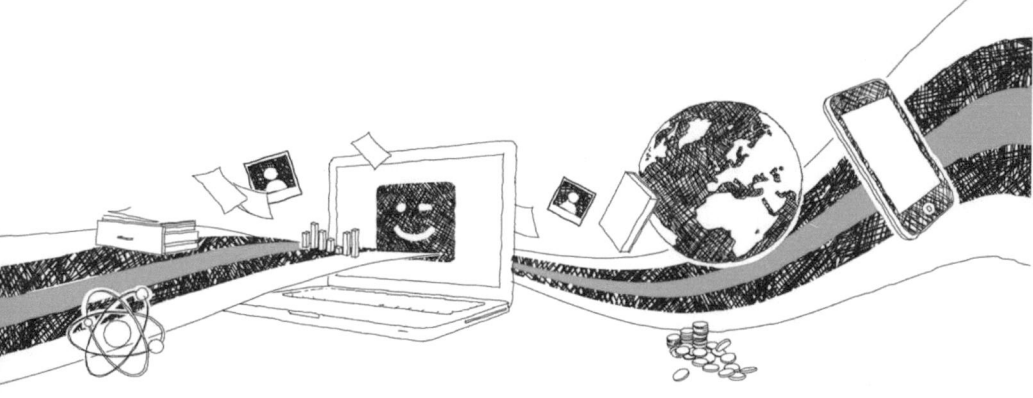

- Wir veröffentlichen Ihre Hausarbeit,
  Bachelor- und Masterarbeit

- Ihr eigenes eBook und Buch -
  weltweit in allen wichtigen Shops

- Verdienen Sie an jedem Verkauf

Jetzt bei www.GRIN.com hochladen und kostenlos publizieren

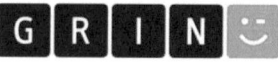

Bianca Lukes

Einführung eines Intranets im Gesundheitszentrum

GRIN Verlag

Bibliografische Information der Deutschen Nationalbibliothek:

Die Deutsche Bibliothek verzeichnet diese Publikation in der Deutschen National-
bibliografie; detaillierte bibliografische Daten sind im Internet über http://dnb.d-
nb.de/ abrufbar.

Dieses Werk sowie alle darin enthaltenen einzelnen Beiträge und Abbildungen
sind urheberrechtlich geschützt. Jede Verwertung, die nicht ausdrücklich vom
Urheberrechtsschutz zugelassen ist, bedarf der vorherigen Zustimmung des Verla-
ges. Das gilt insbesondere für Vervielfältigungen, Bearbeitungen, Übersetzungen,
Mikroverfilmungen, Auswertungen durch Datenbanken und für die Einspeicherung
und Verarbeitung in elektronische Systeme. Alle Rechte, auch die des auszugsweisen
Nachdrucks, der fotomechanischen Wiedergabe (einschließlich Mikrokopie) sowie
der Auswertung durch Datenbanken oder ähnliche Einrichtungen, vorbehalten.

Impressum:

Copyright © 2013 GRIN Verlag GmbH
Druck und Bindung: Books on Demand GmbH, Norderstedt Germany
ISBN: 978-3-656-59171-9

Dieses Buch bei GRIN:

http://www.grin.com/de/e-book/267640/einfuehrung-eines-intranets-im-gesund-
heitszentrum

GRIN - Your knowledge has value

Der GRIN Verlag publiziert seit 1998 wissenschaftliche Arbeiten von Studenten, Hochschullehrern und anderen Akademikern als eBook und gedrucktes Buch. Die Verlagswebsite www.grin.com ist die ideale Plattform zur Veröffentlichung von Hausarbeiten, Abschlussarbeiten, wissenschaftlichen Aufsätzen, Dissertationen und Fachbüchern.

Besuchen Sie uns im Internet:

http://www.grin.com/

http://www.facebook.com/grincom

http://www.twitter.com/grin_com

Hamburger Fern-Hochschule

Gesundheits- und Sozialmanagement

Hausarbeit zum Thema:

Einführung eines Intranets im Gesundheitszentrum

Bianca Lukes

Inhaltsverzeichnis

1 Einleitung
    1.1 Problemstellung
    1.2 Ziel des Projektes

2 Definitionen
    2.1 Projekt
    2.2 Intranet

3 Vorbereitung
    3.1 Situationsanalyse
    3.2 Projektauftrag
    3.3 Die Projektgruppe

4 Das Projekt
    4.1 Scenario Writing
        4.1.1 Szenario Nr. 1 - das optimistische Szenario
        4.1.2 Szenario Nr. 2 - das pessimistische Szenario
        4.1.3 Szenario Nr. 3 - das realistische Szenario
        4.1.4 Fazit
    4.2 Aufgabenteilung
        4.2.1 Aufgabenschritte und Meilensteine
        4.2.2 Personaleinteilung
    4.3 Konflikte
    4.4 Kontrolle
    4.5 Testphase
    4.6 Informationsabend
    4.7 Schlusswort

Literaturverzeichnis

1 Einleitung

1.1 Problemstellung

Der Datentransfer, insbesondere von Befunden, verursacht durch die veraltete Übertragungsweise über Telefonkabel immer wieder lange Wartezeiten der Patienten sowie unnötige Telefonate zwischen den verschiedenen Praxen im Gesundheitszentrum.

Um die Zusammenarbeit der unterschiedlichen Ärzte im Gesundheitszentrum zu fördern und zu erleichtern hatte ich die Idee der Einführung eines Intranets zur Befundübermittlung sowie zur internen Kommunikation.

„Projektmanagement ist eine Führungs- und Organisationsmethode, um komplexe Aufgaben bereichs- und funktionsübergreifend erfolgreich zu bewältigen" (Reichert 2011: 5), deshalb möchte ich dieses Vorhaben in Form einer Projektarbeit realisieren und im Gesundheitszentrum erfolgreich vermarkten.

1.2 Ziel des Projektes

Ziel ist es, vor allem die Wartezeiten auf Daten der Patienten wie z.b. Befunde, Röntgen- und CT-Bilder, von derzeit bis zu zwei Stunden innerhalb eines dreiviertel Jahres auf höchstens 15 Minuten zu reduzieren.

Dies stellt neben der Arbeitserleichterung für die Mitarbeiter des Gesundheitszentrums auch die neue, dienstleistungsorientierte Sichtweise im Gesundheitswesen in den Vordergrund. Wir wollen versuchen, unseren Patienten den Aufenthalt bei uns so angenehm und gleichzeitig so kurzweilig wie möglich zu gestalten.

2 Definitionen

2.1 Projekt

Laut der Definition nach DIN 69901 ist ein Projekt „ein Vorhaben, das im wesentlichen durch Einmaligkeit der Bedingungen in ihrer Gesamtheit gekennzeichnet ist, wie z. B.: Zielvorgabe, zeitliche, finanzielle, personelle oder andere Bedingungen, Abgrenzungen gegenüber anderen Vorhaben und projektspezifische Organisation."

2.2 Intranet

Unter dem Begriff Intranet versteht man ein „unternehmens- bzw. organisationsinternes Computernetzwerk, welches auf dem Internetprotokoll TCP/IP basiert. Das Intranet dient zur Unterstützung unternehmensinterner Prozesse. Der Datentransfer zwischen Intranet und Internet bzw. World Wide Web wird durch eine sog. Firewall reguliert." Online im Internet:

„URL: http://wirtschaftslexikon.gabler.de/Archiv/76679/intranet-v7.html

[Stand: 5.1.2013]".

3 Vorbereitung

3.1 Situationsanalyse

Ich beginne die direkte Arbeit an meinem Projekt *Einführung eines Intranets im Gesundheitszentrum* mit einer Situationsanalyse.

Die Ist-Situation erhebe ich anhand von Fragebögen, um so auch den allgemeinen Bedarf einer schnelleren Datenübertragung im Gesundheitszentrum zu ermitteln. Die Fragebögen sollen Fragen zum Thema Wartezeiten und Arbeitsaufwand sowie Einschätzungen des Datenvolumens und Angaben zu den Formaten der Befunde, die übermittelt werden sollen, enthalten.

Der Rücklauf der Fragebögen erfolgt durch Einwurfboxen nach einer Woche. Es folgt die Auswertung und nach weiteren zwei Wochen eine Besprechung der Ergebnisse in Form eines Informationsabends für alle Mitarbeiter des Gesundheitszentrums.

Es wird eine Zusammenfassung der Ergebnisse der Fragebögen und ein Erfahrungsbericht eines anderen Gesundheitszentrums mit der Einführung eines Intranets zur Befundübermittlung vorgestellt. Im Anschluss wird zu einer allgemeinen Diskussion angeregt um verschiedene Sichtweisen und Ideen der Mitarbeiter zu ermitteln.

Für die Planung und Umsetzung des Projektes ist die Einbeziehung aller Beteiligten von besonderer Bedeutung und es muss bei allen für das Projekt geworben werden, damit es auch allgemein angenommen wird und sich vielleicht weitere interessierte Mitarbeiter des Gesundheitszentrums für die Projektarbeit zur Verfügung stellen.

Auch aufgrund der hohen Kosten bei der Einführung des Intranets ist es wichtig, alle im Gesundheitszentrum praktizierenden Ärzte von der Idee zu überzeugen und so zusätzliche Geldgeber für das Projekt zu werben. Die übrigen Aufwände übernimmt das Management des Gesundheitszentrums, das mir, wegen des überwiegend positiven Feedbacks der Mitarbeiter, den Auftrag zum Projektstart erteilt.

3.2 Projektauftrag

Im Projektauftrag werden die Eckdaten eines Projektes   fixiert und Besonderheiten des Projektes ergänzt (vgl. Reichert 2011: 37).

Der Projektauftrag lautet *Einführung eines Intranets im Gesundheitszentrum* und soll einen schnelleren Datentransfer unter den zusammenarbeitenden Ärzten bewirken sowie den Arbeitsaufwand einschränken und Wartezeiten von derzeit zwei Stunden innerhalb eines dreiviertel Jahres auf höchstens 15 Minuten reduzieren.

Die Räumlichkeiten für unser Projekt sind im Gesundheitszentrum vorhanden und können für die Arbeit genutzt werden.

Ein IT-Berater wird in Absprache mit dem Management benötigt und zur Verfügung gestellt. Dieser wird zuerst die technischen Voraussetzungen prüfen und uns danach bei der Planung und Gestaltung unseres Projektes behilflich sein.

3.3 Die Projektgruppe

Es folgt die Zusammenstellung der Projektgruppe, die bei meinem Projekt aus freiwilligen Mitarbeitern, die im Gesundheitszentrum tätig sind, sowie dem IT-Berater besteht.

Es melden sich neben vier Ärzten noch sieben Ordinationsgehilfinnen zur Projektmitarbeit. Die Projektleitung übernehme ich selbst.

„Aufgaben der Projektleitung sind:

- **Zusammenstellung, Führung und Koordination** des **Projektteams** oder der Teilprojektteams, ggf. inkl. der dem Projekt zuarbeitenden Fachabteilungen,

5

⅄ **Koordination** externer **Partnerunternehmen,**

⅄ **Festlegung** der **Aufbau- und Ablauforganisation** des Projekts,

⅄ Herbeiführung von **Projektentscheidungen,**

⅄ **Information** der Projektauftraggeber und des Lenkungskreises"

(Bergmann, Garrecht 2008: 216).

4 Das Projekt

„Der Organisations- und Informatikbereich bedient sich bei der Lösung seiner Aufgaben insbesondere des Projektmanagements ..."

(Ke, Winkelhofer 2004: 66).

Ich möchte das Projekt *Einführung eines Intranets im Gesundheitszentrum* mit einem Tool aus dem Projektmanagement, dem *Scenario Writing*, starten.

4.1 Scenario Writing

Um die Risiken besser einschätzen zu können und diese kalkulierbar zu machen, erarbeite ich gemeinsam mit der Projektgruppe drei Szenarien, „die entweder optimistische, pessimistische oder realistische Annahmen beinhalten" (Reichert 2011: 51). So versuche ich, die Gefahr einer Fehlinvestition zu minimieren. Das Scenario Writing soll mir helfen, die möglichen Ergebnisse des Projektes herauszufinden.

4.1.1 Szenario Nr. 1 - das optimistische Szenario

Bereits kurz nach Fertigstellung des Projektes *Einführung eines Intranets im Gesundheitszentrum* wird das neue System für den Datentransfer von (fast) allen im Gesundheitszentrum praktizierenden Ärzten bereits täglich einige Male verwendet und wir erhalten nur positive und zufriedene Rückmeldungen.

4.1.2 Szenario Nr. 2 - das pessimistische Szenario

Auch ein Jahr nach Einführung der Idee eines Intranets im Gesundheitszentrum wird die Möglichkeit der Befundübermittlung und internen Kommunikation via

6

Intranet kaum genutzt und es sind lediglich unnötige Kosten entstanden. Das Projekt brachte weder eine Verbesserung für die Patienten, noch die erhoffte Arbeitserleichterung für die Mitarbeiter mit sich.

4.1.3 Szenario Nr. 3 - das realistische Szenario

Auf die *Einführung eines Intranets im Gesundheitszentrum* folgt eine halbjährliche Verbesserungsphase durch Anregungen der Mitarbeiter. Nach der Anpassung des Systems auf diese Anforderungen wird das Projekt gut angenommen und die Wartezeiten haben sich spürbar reduziert.

4.1.4 Fazit

Da die Projektgruppe aufgrund der Auswertung der Fragebögen am ehesten davon ausgeht, dass unser „realistisches Szenario" eintreten wird und bei jedem Projekt immer - zumindest eine kleine - Unsicherheit übrig bleibt, entscheiden wir uns dazu, das Projekt nun umzusetzen.

4.2 Aufgabenteilung

4.2.1 Aufgabenschritte und Meilensteine

Um die Aufgaben unseres Projektes *Einführung eines Intranets im Gesundheitszentrum* unter dem mir zur Verfügung stehenden Personal aufteilen zu können, fahre ich mit der Strukturierung unseres Hauptauftrages in Aufgabenschritte fort. „Wichtig ist natürlich, alle notwendigen Arbeiten tatsächlich auch zu erkennen - und keine zu vergessen" (Zell 2008: 54).

Hierzu definiere ich *Meilensteine*. Diese legen fest, zu welchem Zeitpunkt wir welches Zwischenziel erreichen sollen.

4.2.2 Personaleinteilung

Unsere Projektgruppe besteht - mit Ausnahme des IT-Beraters - aus freiwilligen Mitarbeitern, die hauptberuflich im Gesundheitszentrum tätig sind. Aus diesem Grund ist es niemandem aus der Gruppe möglich sich täglich nur mit dem Projekt zu befassen. Gerade deshalb ist es hier wichtig, das Personal so einzuteilen, dass sich die jeweiligen Projektkleingruppen bezüglich ihres Know-Hows gut ergänzen und gleichzeitig immer mindestens eine dieser Kleingruppen am Projekt arbeitet. Eine unnötige Verzögerung der Einführung des Intranets im Gesundheitszentrum soll so vermieden werden. „Gesucht ist also der „Optimale Prozess"..." (Hölzle 2007: 72).

4.3 Konflikte

„Nachdem man auf der inhaltlichen Ebene geklärt hat, wie die Zusammenarbeit aussehen soll, ist es an der Zeit, sich auch mit der Zusammenarbeit auf zwischenmenschlicher Ebene zu beschäftigen" (Hölzle 2007: 127).Bereits zu Beginn des Projektes *Einführung eines Intranets im Gesundheitszentrum* vereinbare ich mit der Projektgruppe eine gewisse Form des Umgangs untereinander und einige allgemeine Regeln, die dazu dienen sollen, die Zusammenarbeit konfliktfrei zu gestalten und ein angenehmes Arbeitsklima innerhalb der Gruppe zu schaffen.

Da unsere Projektgruppe von sehr vielen unterschiedlichen Charakteren geprägt ist, ist es trotzdem unmöglich Konflikte in der Zusammenarbeit im Vorhinein zu vermeiden. Deshalb achte ich als Projektleiterin besonders darauf, solche Meinungsverschiedenheiten positiv zu sehen und einen Nutzen für das Projekt aus ihnen zu ziehen. So kommen wir häufig gemeinsam auf Lösungsvorschläge, die wir zuvor außer Acht gelassen haben.

4.4 Kontrolle

Für das Projekt *Einführung eines Intranets im Gesundheitszentrum* ist es nun wichtig, dass die vereinbarten Meilensteine auch zum vereinbarten Termin erreicht werden. Dies muss vom Projektleiter kontrolliert und wenn nötig mit geeigneten Maßnahmen gesteuert werden. Um hierbei nichts zu übersehen empfinde ich es als hilfreich nach folgenden Punkten vorzugehen:

1	Planen	Maßnahmen diskutieren, abstimmen, festlegen
		Verantwortliche für Maßnahmen bestimmen
		Zeithorizont für jede Maßnahme bestimmen
		Definition von Meilensteinen
		Messkriterien auswählen
2	Durchführen	Arbeitspakete angehen, delegieren
		Fortschritte / Hindernisse protokollieren
3	Messen/	Permanenter Ausgleich, Erreichung Meilensteine
	Vergleichen	Visualisierung des Projektstands
4	Steuern	„Ursachenforschung" bei Zielgrößenabweichung
		Überprüfung der Sinnhaftigkeit der geplanten Maßnahmen
		(vgl. Hölzle 2007: 133).

Ich lege hier besonderen Wert auf die Protokollierung der Fortschritte und der Hindernisse, da ich dadurch die Zusammenhänge besser durchschaue und geeignete Maßnahmen einleiten kann.

Die erste von mir eingeleitete Maßnahme ist es, die Arbeitsschritte und Meilensteine neu zu formulieren, da es in der Praxis zu unerwarteten Zusatzaufgaben gekommen ist und einige Arbeitsschritte sich als unnötig erwiesen haben. Dies stellte sich erst im Arbeitsverlauf heraus, weswegen ich die Protokolle zur Problemanalyse heranziehe.

In unserem Projekt *Einführung eines Intranets im Gesundheitszentrum* kommt es zu leichten Zeitverzögerungen, deren Ursache ich aufgrund der Protokollierung in der ungleichmäßigen Aufteilung der Arbeitsschritte finde. Durch Angleichung der Aufgaben und der Arbeit der gesamten Projektgruppe an zwei Samstagen, holen wir aber den Zeitverlust nach drei Wochen auf.

Nach einigen Wochen treten außerdem in einer Projektkleingruppe zwischenmenschliche Konflikte auf, die auch nach zwei Besprechungen der beiden Mitarbeiter, gemeinsam mit mir als Projektleitung, nicht zu klären sind. Beide Gruppenmitglieder beschließen aus der Projektarbeit auszusteigen. Um nicht wieder eine Verzögerung des Projektes zu riskieren, entscheide ich mich, nochmals um freiwillige Mitarbeiter zu werben. Ich verfasse eine übersichtliche Informationsbroschüre, in der ich unser Projekt mit seinen Aufgaben und Fortschritten vorstelle und verteile diese im Gesundheitszentrum mit dem Hinweis, dass weiterhin Mitarbeiter für die *Einführung eines Intranets im Gesundheitszentrum* gesucht werden. Wir können dadurch noch einen Freiwilligen - eine Ärztin - gewinnen.

4.5 Testphase

Nach einem halben Jahr Projektarbeit können wir nun die Testphase starten. Wie erwartet funktioniert das Projekt *Einführung eines Intranets im Gesundheitszentrum* nicht von Beginn an perfekt. Das neue System wird von den Mitarbeitern kaum genutzt und wird als unpraktisch beschrieben.

Um die Ursachen herauszufinden beschließe ich, erneut eine Umfrage mit Hilfe von Fragebögen, deren Rücklauf durch Einwurfboxen nach einer Woche beinahe 100% beträgt, was mir trotz der Berührungsängste mit der Neuerung, ein gewisses Interesse der Mitarbeiter des Gesundheitszentrums signalisiert.

Bei der Auswertung der Fragebögen erkenne ich das Problem in der fehlenden Einschulung des Personals und entscheide, einen Informationsabend zu veranstalten. Außerdem gibt es einige Funktionen, die noch zu aufwändig sind um tatsächlich eine Zeitersparnis zu bewirken.

4.6 Informationsabend

Der Informationsabend ist auch gleichzeitig ein Signal dafür, dass das Projekt nun abgeschlossen wurde. Wir haben aber unser Ziel noch nicht ganz erreicht, da die Mitarbeiter des Gesundheitszentrums das Intranet nur sehr sporadisch nutzen.

Für unsere Veranstaltung vernetzen wir zehn Computer mit dem Intranet im Gesundheitszentrum. Die Gäste unseres Abends werden in zehn Kleingruppen geteilt und mit Hilfe amüsanter, praktischer Beispiele versuchen wir, unseren Mitarbeitern die Berührungsängste zu nehmen und sie zur Nutzung der neuen Möglichkeit des Datentransfers zu ermutigen.

Es folgt ein Vortrag über das Projekt *Einführung eines Intranets im Gesundheitszentrum*. Ich beschreibe die Laufbahn unserer Idee von der

Projektgruppenbildung über besondere Vorkommnisse, bis hin zur tatsächlichen Realisierung. In einer Abschlussdiskussion versuche ich unser Projekt noch weiter positiv zu vermarkten und unsere Mitarbeiter zur Nutzung zu animieren. Die Themen Patientenzufriedenheit, Zeitersparnis und Arbeitserleichterung werden von einigen Mitarbeitern angesprochen, was ich als Sympathie für die technische Neuerung interpretiere, da dies genau die Ziele waren, die wir zu Projektbeginn hatten.

4.7 Schlusswort

Nach kurzen Anlaufschwierigkeiten wird die Idee eines Intranets im Gesundheitszentrum gut angenommen.

Komplizierte Funktionen wurden mit Hilfe des IT-Beraters vereinfacht und das Personal empfand den Informationsabend als sehr unterstützend und lehrreich.

Das Projekt war sicher kostspielig und es war deshalb auch ein gewisses Risiko die Arbeit daran aufzunehmen. Dieses Risiko versuchte ich mit Hilfe von Tools aus dem Projektmanagement einzudämmen.

Durch eine Situationsanalyse ermittelte ich den Bedarf eines neuen Systems für den Datentransfer. Ein detailliert ausgearbeiteter Projektauftrag und eine gut ausgewählte Arbeitsgruppe waren besonders wichtig für die Planung.

Bei der Planung der Aufgabenschritte und der Meilensteine passierten anfänglich Fehler bei der Einteilung, es kam zu Zeitverzögerungen und zwischenmenschlichen Konflikten.

Als Projektleiter hatte ich die Aufgabe, diese Probleme zu erkennen und geeignete Maßnahmen einzuleiten, wobei für mich die Protokollierung der Fortschritte und Hindernisse unserer Arbeit besonders hilfreich war.

Nach einer kurzen Testphase wurden noch Mängel festgestellt, die wir erfolgreich beheben konnten und das Intranet im Gesundheitszentrum wird seit dem Informationsabend, bei dem die Grundlagen der Bedienung des neuen Systems erörtert wurden, von unseren Mitarbeitern gut angenommen.

Die Ziele, die zu Projektbeginn vereinbart wurden haben wir erreicht. Es ist zu einer deutlichen Reduktion der Wartezeiten (auf Befunde von Ärzten aus dem Gesundheitszentrum) von zwei Stunden auf aktuell höchstens 25 Minuten gekommen. Außerdem ist die Anzahl telefonischer Befundanforderungen spürbar gesunken.

Einen weiteren positiven Nebeneffekt, der uns zu Beginn unserer Arbeit noch nicht bewusst war, ist auch, dass kurze fachliche Fragen an einen Kollegen über das Intranet behandelt werden können und keiner der beiden Ärzte seine jeweilige Tätigkeit, z.B. die Untersuchung eines Patienten, unterbrechen muss.

Literaturverzeichnis

Hölzle P. (2007): Projektmanagement: Kompetent führen, Erfolge präsentieren. München: Haufe

Reichert T. (2011): Projektmanagement. München: Haufe.

Bergmann R.; Garrecht M. (2008): Organisation und Projektmanagement. Heidelberg: Physica-Verlag.

Ke H.; Winkelhofer G. A. (2004): Projektmanagement: Leitfaden zur Steuerung und Führung von Projekten. Berlin: Springer

Zell H. (2008): Projektmanagement: -lernen, lehren und für die Praxis. Norderstedt: Books on Demand.

Kloster D. (2011): Intranet 2.0 – Chancen und Risiken moderner Social Media Anwendungen im Unternehmen. München: GRIN

Gabler Verlag (Herausgeber), Gabler Wirtschaftslexikon, Stichwort: Intranet, online im Internet:
http://wirtschaftslexikon.gabler.de/Archiv/76679/intranet-v7.html